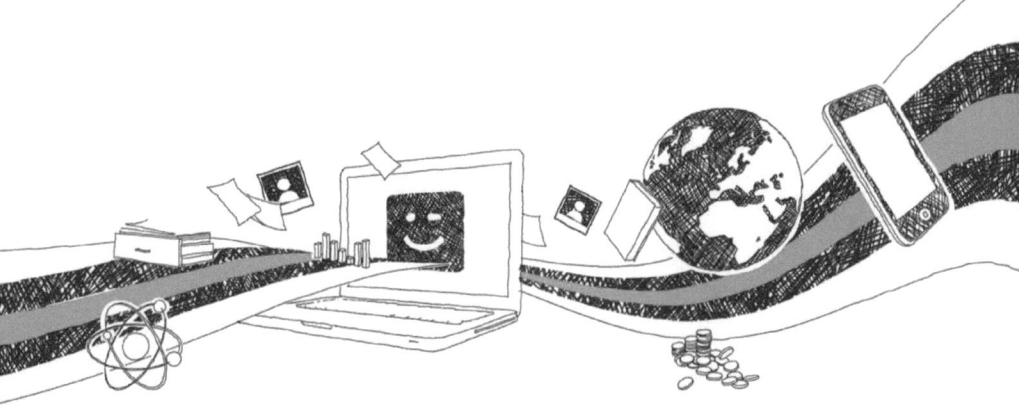
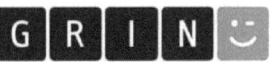

Bibliografische Information der Deutschen Nationalbibliothek:

Die Deutsche Bibliothek verzeichnet diese Publikation in der Deutschen National-
bibliografie; detaillierte bibliografische Daten sind im Internet über http://dnb.d-
nb.de/ abrufbar.

Impressum:

Copyright © 2016 GRIN Verlag
Druck und Bindung: Books on Demand GmbH, Norderstedt Germany
ISBN: 9783668828117

Dieses Buch bei GRIN:

https://www.grin.com/document/447046

Anja Foerster, Sabrina Frankfurter

Narkolepsie. Diagnose, Ursachen und Therapie

GRIN Verlag

MSH Medical School Hamburg
University of Applied Sciences and Medical University

Fakultät Gesundheit

Bachelorstudiengang Soziale Arbeit

Studienarbeit

*Narkolepsie**

vorgelegt am: 30.09.2016

* Genderhinweis: Personenbezogene Bezeichnungen sind genderneutral zu verstehen.

I INHALTSVERZEICHNIS

II Abbildungsverzeichnis

III Abkürzungsverzeichnis

Abb.	Abbildung
bzw.	beziehungsweise
ebd.	ebenda (ebendort)
et. al.	und Andere
etc.	et cetera (und so weiter)
ggfs.	gegebenenfalls
Kap.	Kapitel
min	Minuten
s	Sekunden
Tab.	Tabelle
usw.	und so weiter
z.B.	zum Beispiel

1 Allgemeiner Teil

Der folgende Abschnitt soll für einen klaren Einstieg in die Studienarbeit sorgen.

1.1 Zusammenfassung

In der vorliegenden Studienarbeit geht es um das Thema Narkolepsie.

Einführend in das Thema erfolgt eine Definition der Begriffe Schlaf und Narkolepsie, um den Einstieg zu vereinfachen.

Anschließend werden Geschichte, die verschiedenen Symptome und die Diagnose der Krankheit näher erläutert. Die Symptome werden nach Non-REM-Schlaf-Phänomenen und REM-Schlaf-Phänomenen unterschieden. Es werden des Weiteren die möglichen Differentialdiagnosen beleuchtet. Es wird dargestellt, welche Ursachen es für das Auftreten dieser Krankheit gibt, auch wenn diese größtenteils noch ungeklärt sind.

Schließlich wird auf Möglichkeiten zur medikamentösen und nicht-medikamentösen Therapie eingegangen, die individuell an den Patienten angepasst werden müssen.

Abschließend wird ein Bezug zum Arbeitsfeld der Sozialen Arbeit hergestellt.

1.2 Einleitung

Die Narkolepsie ist eine komplexe Krankheit mit vielen Aspekten, die bei der Diagnose und Behandlung zu berücksichtigen sind. Um eine erfolgreiche Behandlung durchführen zu können, ist es unerlässlich, die individuellen Symptome des Patienten und deren mögliche Ursachen zu ermitteln. Denn trotz der fortgeschrittenen Forschung gibt es im Bereich dieses Krankheitsbildes noch immer keine Erkenntnisse über bestimmte Ursachen, die universell anwendbar sind. Die meisten Theorien dazu sind nur Vermutungen, die noch nicht ausreichend belegt werden konnten.

In der vorliegenden Studienarbeit soll das Krankheitsbild der Narkolepsie von allen Seiten beleuchtet werden und die Diagnoseverfahren, sowie Therapiearten vorgestellt werden.

Der Verständlichkeit halber werden zunächst die Begriffe Schlaf und Narkolepsie erklärt, da sie eine wichtige Rolle in der folgenden Arbeit spielen.

Darauf folgen eine kurze geschichtliche Einordnung der Krankheit und die Aufzählung und Beschreibung ihrer Symptome.

Anschließend werden verschiedene Diagnoseverfahren und mögliche Differentialdiagnosen dargestellt, sowie die in der Forschung diskutierten Ursachen der Narkolepsie benannt.
Therapiearten und die Beschreibung verschiedener Medikationen zu Behandlungen folgen. Im darauffolgenden Kapitel werden die Epidemiologie, also die Verbreitung der Krankheit, und eine kurze Beschreibung ihres Verlaufs beschrieben.

Im Schlussteil wird ein Bezug zwischen der Krankheit der Narkolepsie und dem Berufsfeld der Sozialen Arbeit hergestellt.

1.3 Definitionen
Im Folgenden werden die beiden wichtigsten Begriffe dieser Studienarbeit genauer erläutert und definiert, um die folgenden Kapitel verständlicher zu machen.

1.3.1 Schlaf
Der Schlaf ist ein Zustand des Menschen, der einem zirkadianen Rhythmus von etwa 24 Stunden folgt und von der sog. „inneren Uhr" gesteuert wird.
Nach Faust und Hole ist Schlaf: „eine physiologische Bewusstseinsvertiefung mit veränderten vegetativen Reaktionen (Blutdruck, Herzfrequenz, Atmung, Körpertemperatur, etc.) und einem Erlöschen der zielgerichteten Motorik. Dabei kommt es auch zu einer Bewusstseinsveränderung (Träume). Die Wahrnehmungsbereitschaft bleibt stets bestehen." (Faust & Hole,1991, S.13).

Während des Schlafes werden also der Blutdruck, die Herzfrequenz und die Atmung langsamer.

Die Körpertemperatur sinkt und der Mensch kann seinen Körper motorisch nicht mehr kontrollieren. Trotzdem ist es jederzeit möglich, uns durch bloßes Ansprechen oder Berührungen aus diesem Zustand zu befreien.

Der Verlauf einer Schlafphase erfolgt regulär in fünf Stadien.

Zum einen gibt es den *Wachzustand*, in dem befindet man sich, wenn man noch völlig bei Bewusstsein ist. Das zweite Stadium ist die *Einschlafphase*, in welcher sich langsam die Muskeln entspannen.

Das dritte Stadium nennt sich *leichter Schlaf*, die Muskeln entspannen sich, die Körpertemperatur sinkt, Herzschlag und Atmung sind gleichmäßig.

Nun folgt der *Tiefschlaf*, in welchem sich die Muskeln noch weiter entspannen, Herzschlag und Atmung werden langsamer, der Blutdruck fällt.

Als letztes kommt der *REM-Schlaf*, auch Traumschlaf genannt. In diesem Stadium sind alle Muskeln des Körpers, außer die der Atmung und des Kopfes, gelähmt. Herzschlag und Atmung werden schneller und unregelmäßig, die Augen bewegen sich schnell unter den geschlossenen Lidern. Dieses Phänomen gab dem Stadium auch ihren Namen – Rapid Eye Movement – REM- Schlaf.

Forschern zufolge erfahren die Muskeln in dieser Phase das größte Maß an Spannung, während das Gehirn aktiv arbeitet und ihm Erholungsvorgänge ermöglicht (vgl. http://www.prosomno.de/schlafmedizinisches-zentrum/schlafwissen/schlafstadien-und-%E2%80%93architektur/).

Die Stadien zwei bis fünf lassen sich auch unter dem Begriff des Non-REM-Schlafs zusammenfassen.

In der folgenden Abbildung wird deutlich in welcher Reihenfolge sich diese Stadien im Laufe einer Nacht abspielen.

Tab. 1.3.1.1: Die Schlafstadien

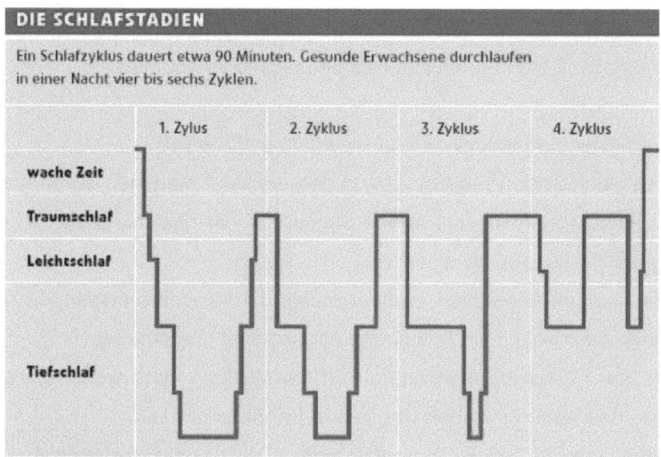

Abb. 2 aus Cordes, 2012

1.3.2 Narkolepsie

Der Begriff Narkolepsie setzt sich aus den griechischen Worten „narke", was so viel wie Erstarrung, Krampf oder Lähmung bedeutet, und dem griechischen Begriff „lepsis", dieser steht für das Annehmen oder Empfangen, zusammen. Narkolepsie ist wortgemäß also eine Krankheit, bei welcher der Betroffene Lähmungen und Krämpfe hat. Dies trifft auf einige, aber längst nicht alle Symptome dieser Krankheit zu.

Andere Begriffe für die Narkolepsie sind beispielsweise die Schlafkrankheit oder auch die Schlummersucht. Dies rührt daher, dass das bekannteste an der Narkolepsie die Tagesschlafanfälle sind. Personen mit diesem Symptom schlafen, ohne ersichtlichen Grund, innerhalb von Sekunden ein, ganz egal, was sie auch gerade tun und das mehrmals am Tag (Meier-Ewert, 1989).

Somit zählt die Narkolepsie zu den Hypersomnien, einer Gruppe von Schlafstörungen, die sich durch gesteigerte Müdigkeit und eine Einschlafneigung am Tag auszeichnen.

Nach Mayer (2006) gibt es drei verschiedene Formen der Narkolepsie. Zum einen die *klassische Narkolepsie*, welche Kataplexien aufweist und an welcher etwa 80% der Betroffenen leiden. Außerdem gibt es die *monosymptomatische Narkolepsie*. Sie tritt ohne das Symptom der Kataplexien auf. Schließlich gibt es noch die *sekundäre Narkolepsie*. Diese besondere Form tritt auf, wenn der Betroffene Läsionen im Bereich des Hypothalamus oder des oberen Hirnstamms hat, welche durch Ischämie, Traumata oder Entzündungen hervorgerufen werden können.

2 Hauptteil

2.1 Geschichte

Erste Erkenntnisse und Beschreibungen narkoleptischer Symptome tauchen 1862 bis 1878 auf (vgl. Mayer, 2006) (vgl. Meier-Ewert, 1989).

Laut Mayer (2006) handelte es sich dabei um Patienten mit Verlust der Muskelkraft oder auch Symptome der Schlaflosigkeit.

Im Jahre 1880 wurde die Krankheit von einem französischen Neurologen namens Gélineau entdeckt, der dieser den Namen „La Narcolepsie" gab und somit der Namensgeber ist (ebd.).

Mayer (2006) betont, dass 1934 die ersten modernen Forschungsanfänge beginnen.

Dabei wurden vier zentrale Symptome, auf die später genauer eingegangen wird, unterschieden und festgehalten: Kataplexien, Schlaflähmungen, hypnagoge Halluzinationen und Tagesschläfrigkeiten.

Ein paar Jahre später, im Jahr 1975, kam das fünfte Symptom, gestörter Nachtschlaf, dazu (ebd.).

Mayer (2006) beschreibt, dass 2005 in Deutschland ein Medikament „Natriumoxybat" gegen Narkolepsie zugelassen wurde, dass das Auftreten von Kataplexien, die Anzahl der Schlafattacken und die Häufigkeit starker Tagesmüdigkeiten reduziert.

2.2 Symptome

Es werden nun die einzelnen Symptome benannt und erläutert, die für eine Narkolepsie kennzeichnend sind. Unterschieden wird zwischen Non-REM-Schlaf-Phänomenen und REM-Schlaf-Phänomenen. Bei den Phänomenen, wird der Körper entweder in den Zustand eines Non-REM-Schlafs oder eines REM-Schlafs versetzt.

Die ersten Symptome treten häufig zwischen dem 15. und 25. Lebensjahr auf und bleiben lebenslang. Ein Großteil der Betroffenen leidet unter mehreren Symptomen gleichzeitig. Wobei es bis zu drei Jahre dauern kann, bis sich das Krankheitsbild voll entwickelt hat.

Unter dem Vorkommen aller Symptome leiden nur etwa 15% der Narkolepsie-Patienten (Mayer, 2006).

2.2.1 Non-REM-Schlaf-Phänomene

Als erstes zu nennen ist das Phänomen der *imperativen Einschlafattacke*. Wenn eine Person an diesem Symptom leidet, schläft sie häufig und oft in unpassenden Situationen plötzlich ein. Sie ist leicht zu wecken - wie bei einem normalen Schlaf - und eine derartige Attacke dauert in der Regel nur wenige Minuten und tritt mehrmals am Tag auf. In speziellen Fällen kann der Zustand jedoch auch bis zu mehreren Stunden andauern. Betroffene berichten, der Schlaf sei erholsam, trotz seiner kurzen Dauer. Oft tritt dies in schlaffördernden und eintönigen Situationen, wie beispielsweise dem Lesen oder Autofahren auf. Ein weiterer Indikator für eine Einschlafattacke kann Alkoholkonsum, das Aufhalten in warmen Räumen, Schlafmangel, sowie das Essen von reichlichen Mahlzeiten sein (Faust & Hole, 1991).

Prodromale Symptome für eine Attacke können z.B. Augenbrennen, Gähnen, Ohrensausen oder Diplopie sein (Mayer, 2006).

Ein weiteres Non-REM-Schlaf-Phänomen sind die *Automatischen Handlungen*. Gemeint sind hiermit Handlungen, die im Halbschlaf weiter ausgeführt werden, meist fehlerhaft. Der Betroffene kann sich im Nachhinein nicht mehr daran erinnern, was er getan hat. Auch dieses Phänomen tritt bei monotonen und langweiligen Tätigkeiten, wie dem Autofahren oder Schreiben, auf.

In einigen Situationen kann dieses Symptom zu einer großen Gefahr werden, wenn ein Patient beispielsweise während des Autofahrens einschläft und damit sich und Beifahrer gefährdet (Mayer, 2006).

2.2.2 REM-Schlaf-Phänomene

Das am weitesten verbreitete Symptom der Narkolepsie ist der *Affektive Tonusverlust*, auch Kataplexie genannt. Der Begriff stammt aus dem Griechischen von „kata", was so viel wie gegen oder gänzlich bedeutet und dem Wort „plexie", welches für Schlag oder Treffen steht. Etwa zwei Drittel aller Narkoleptiker leiden an diesem Phänomen.

Bei einem Anfall erschlaffen plötzlich einzelne Muskelgruppen; oft beidseitig, selten auch örtlich begrenzt oder halbseitig. Dieser Zustand hält meist 15-30 Sekunden an, eine längere Kataplexie kann zu einem Atemstillstand bis zu 10 Sekunden führen. Das Ausmaß reicht von der Erschlaffung einzelner Muskelgruppen des Gesichts bis hin zur Erschlaffung der Beine, was einen Sturz zur Folge haben kann.

Oft breitet sich der Tonusverlust auch von der Gesichtsmuskulatur zentrifugal auf den gesamten Körper aus. In solch einem Fall ist es wichtig, das Frühzeichen, die Erschlaffung der Gesichtszüge, zu erkennen und den Betroffenen davor zu bewahren, sich durch einen Sturz zu verletzen (Faust & Hole, 1991).

Während der Attacke ist die Person immer bei Bewusstsein und kann in schlimmeren Fällen sogar hypnagoge Halluzinationen erleben.

Solche Anfälle können vereinzelt oder mehrmals täglich und in jeglicher Situation auftreten, denn wie der Titel schon verrät, werden sie durch starke Affekte, wie Lachen, Freude, Angst, Wut oder Überraschung ausgelöst (Mayer, 2006).

Es existiert außerdem das Symptom der *Schlaflähmung* oder *Schlafparalyse*. Sie tritt häufig beim Einschlafen oder Aufwachen, insbesondere bei Rückenlage, auf. Der Betroffene ist nicht mehr in der Lage eine Bewegung auszuführen; er ist paralysiert bei vollem Bewusstsein. Etwa ein Viertel aller Narkoleptiker sind von diesem Symptom betroffen (Faust & Hole, 1991).

Eine Paralyse hält für wenige Minuten und endet spontan oder durch einen externen Reiz wie z.B. eine Berührung. Oft treten während einer Attacke angstbetonte Halluzinationen auf. Die Häufigkeit dieser Anfälle beläuft sich durchschnittlich auf zwei bis fünf Mal pro Monat. Dieses Symptom findet sich auch außerhalb der Narkolepsie (Mayer, 2006).

Hypnagoge oder auch *hypnopompe Halluzinationen* treten bei Narkolepsie-Patienten im Zusammenhang mit einer gewissen Schläfrigkeit auf. Es handelt sich um Sinnestäuschungen, die meist starke Angst auslösen und sehr realistisch wirken.

Ein Anfall dauert wenige Minuten und tritt gehäuft in Verbindung mit Kataplexien oder Schlaflähmungen auf (Mayer, 2006).

Circa ein Drittel aller an Narkolepsie Erkrankten leiden unter diesem Symptom, welches durch unbequemes Einschlafen begünstigt wird (Faust & Hole, 1991).

Das letzte REM-Schlaf-Phänomen ist das der *Schlafstörungen*.

Die Betroffenen leiden unter einem unruhigen oder sogar gestörten Schlaf mit verfrühtem Einschlafen, häufigem Erwachen und Kopfschmerzen am Morgen. Zudem weisen sie eine erhöhte Schlafmotorik auf. Der Schlaf beginnt meist mit der REM-Schlafphase, was sich auch „Sleep-onset-REM" nennt (Faust & Hole, 1991).

Personen mit Schlafstörungen haben oft Albträume, Schlafwandeln und leiden zudem unter Schlaflähmungen und hypnagogen Halluzinationen.

Außerdem weisen sie REM-Schlaf-Verhaltensstörungen auf, was bedeutet, dass sie Träume mit erregenden Inhalten wie Aggression unter motorischer Agitation ausleben können.

Insgesamt leiden über 50% aller Narkoleptiker unter diesem Phänomen (Mayer, 2006).

2.2.3 Weitere Symptome

Nun werden noch einige Symptome aufgelistet, die als Begleiterscheinung auftreten oder als Folgen der Krankheit auftreten können.

Zu nennen sind anhaltende Zustände verminderter Vigilanz, Schläfrigkeit und Schlaftrunkenheit, die von ausgeprägter Amnesie begleitet werden, sowie oft Adipositas und/ oder vegetative und endokrine Anomalien (Faust & Hole, 1991). Außerdem treten oft Kopfschmerzen, Migräne, psychische Auffälligkeiten, Depressionen oder eine Affektarmut als Folge der Abwehrstrategie von affektiven Kataplexien auf.

Bei einer medikamentösen Behandlung kann es zum Libidoverlust und Impotenz kommen (Mayer, 2006).

2.3 Diagnose

Fricke-Oerkermann, Frölich, Lehmkuhl und Wiater (2007) erläutern, dass, bevor der diagnostische Prozess beginnt, herausgefunden werden sollte, ob es sich um eine vorübergehende oder eine dauerhafte Schlafstörung handelt.

Bei dauerhaften, also mehrere Wochen andauernden Symptomen, ist es wichtig, die genaue Ausprägung zu überprüfen.

Außerdem gehören körperliche-, sowie Laboruntersuchungen zur Routinediagnostik.

Um eine gute Diagnose erstellen zu können, helfen oft Lebenspartner, da sie die täglichen Symptome mitbekommen und „die Diagnose [...] gut durch Aussagen des Lebenspartners unterstützt [werden]. Dieser ist meist gut in der Lage, über nächtliche Symptome des Patienten Angaben zu machen" (vgl. Mayer, 2006, S.8).

Wie Mayer (2006) an dem Beispiel der Tagesschläfrigkeit beschreibt, wird der Patient während der Nacht an ein EEG geschlossen, um das Krankheitsbild herauszufinden.

Laut Paulus (2016) ist das EEG, Elektroenzephalographie, eine diagnostische Methode, bei der hauptsächlich die Signalübertragungen der Nervenzellen des Gehirns überwacht werden. Dabei werden Elektroden an der Kopfhaut angebracht, um genauere Erkenntnisse zu erlangen.

Tagsüber wird ein sogenannter *Multipler-Wachbleibe-Test* durchgeführt, bei dem der Patient in einem abgedunkelten Raum oder Schlaflabor in einen gemütlichen Sessel gesetzt wird (vgl. Mayer, 2006).
In einer solchen Umgebung haben Patienten, die an der Tagesschläfrigkeit leiden, ein leichteres Einschlafen als Patienten ohne das genannte Symptom (ebd.).

Um weitere Symptome der Narkolepsie zu erkennen, gibt es verschiedene Methoden, die im nächsten Abschnitt erläutert werden.

2.3.1 Polysomnographie

Die Ausarbeitung der Methode der Polysomnographie bezieht sich auf Meier-Ewert (1989).

Um die verschiedenen Schlaf-Phänomene zu überwachen, wird die so genannte Schlafpolygraphie benutzt.
Dabei werden die Schlafstörungen untersucht und Unterschiede im Schlafzyklus, bei der Dauer der Wachphasen und bei anderen Parametern festgestellt.
Zusätzlich zu erwähnen ist, dass „ein objektives Maß für den Grad der Schlafstörung sowie den Ausschluss oder Nachweis eines zusätzlichen Schlafapnoesyndroms bzw. schlafabhängiger periodischer Kontraktionen der Unterschenkelmuskeln [...] nur die Polysomnographie [liefert]" (vgl. Meier-Ewert, 1989, S.91).

2.3.2 Vigilanz

„Mit dem Begriff Vigilanz bezeichnet man in der Medizin die Wachheit bzw. Daueraufmerksamkeit eines Patienten" (Beyer, 2016).
Laut Meier-Ewert (1989) weisen Patienten mit Narkolepsie viele Störungen bei der Vigilanz auf. Zu der Messung dieser Störungen gibt es verschiedene Verfahren:

Subjektive Verfahren

Das Schlaftagebuch (sleep log)

Nach Fricke-Oerkermann et al. (2007) ist das Schlaftagebuch eine 24 Stunden Profilanalyse, bei der man alle wichtigen Schlaf-Wach-Rhythmus-Geschehnisse auflistet, um Unterschiede bei den Schlafgewohnheiten zu klären.

Dabei sollen Patienten ihre täglichen Nachtschlafzeiten und Schlafanfälle schriftlich festhalten, um sich einen Überblick zu verschaffen, damit die Ausgangslage und der Therapieerfolg genau verfolgt werden können (Meier-Ewert, 1989).

Stanford-Schläfrigkeitsskala (Stanford sleepiness scale)

Bei der Stanford-Schläfrigkeitsskala wird der Patient anhand seiner Selbstbeobachtung darum gebeten, „die Ausprägung seiner Schläfrigkeit auf einer Skala von 7 Stufen (1 = sehr schwach, 7 = fast einschlafend) alle 15 min [zu] lokalisieren (vgl. Meier-Ewert, 1989, S.93).

Teilnehmende Beobachtung

Bei der teilnehmenden Beobachtung werden die Vigilanz, die Wachheit und das Einschlafverhalten des Patienten von einem außenstehenden Beobachter protokolliert (vgl. Meier - Ewert, 1989).

Objektive Verfahren

Die Ausarbeitung der objektiven Verfahren bezieht sich auf Meier-Ewert (1989).

Psychologische Leistungstests

a) Visueller Vigilanztest nach Quatember und Maly

Der Test prüft die Daueraufmerksamkeit des Patienten. Dabei *[sitzt] der Proband [...] jeweils für 30 min vor einem Bildschirm, auf dem ein aus 32 Punkten bestehender Kreis abgebildet ist. Ein Lichtkegel springt alle 1,5s um einen, gelegentlich auch um 2 Punkte weiter. Trifft das letztere zu, soll der Proband so rasch wie möglich eine Taste drücken* (vgl. Meier-Ewert, 1989, S. 93).

b) Die Wilkinson auditory vigilance task

Bei diesem Verfahren werden dem Patienten Kopfhörer aufgesetzt, wodurch er verschiedene Töne hört. Unter diesen Tönen befinden sich so genannte „Signaltöne", die der Proband erkennen und durch drücken einer Taste signalisieren soll. Dadurch wird die Reaktionszeit des jeweiligen Probanden gemessen und geprüft.

c) Messung der Flimmerverschmelzungsfrequenz

Die Messung der Flimmerverschmelzungsfrequenz ist eines der Standardverfahren im Bereich der Ermüdungsforschung. Dabei wird ein optischer Flimmereindruck in ein Dauerleuchten übertragen, den der Patient beobachten soll. Dadurch wird das Hirnleistungsfunktionsniveau überprüft.

d) Multipler Schlaflatenztest (multiple sleep latency test)

Bei diesem Test soll der Patient so schnell wie möglich einzuschlafen versuchen. Es gibt mehrere Durchläufe, zwischen denen der Patient nicht schlafen soll. Bei dem Verfahren gibt es verschiedene „Richtlinien", die eingehalten werden müssen, beispielsweise die Dauer der Schlafzeiten oder wann der Test abgebrochen wird.

e) Multipler Wachbleibetest (multiple wakency test)

Der multiple Wachbleibetest ist ein ähnliches Verfahren wie der Schlaflatenztest, jedoch mit anderen Instruktionen. Hier soll der Patient versuchen, so lang wie möglich wach zu bleiben.

Registrierung physiologischer Phänomene

a) Pupillometrie

Bei diesem Test wird die Pupille des Patienten gemessen und die Reaktion auf Licht und Dunkelheit beobachtet. „Bei vermehrter Tagesschläfrigkeit schwankt der Pupillendurchmesser entsprechend der Ausprägung der Schläfrigkeit" (vgl. Meier-Ewert, 1989, S.95).

b) Messung evozierter Potentiale

Hierbei werden die Reaktionen verschiedener Nerven unter Einfluss der Schläfrigkeit gemessen. Es existieren Unterschiede in Non-REM-, und REM-Schlaf-Phänomene, die mit Hilfe dieser Messung unterschieden werden sollen.

c) Messung der Winkelgeschwindigkeit sakkadischer Augenbewegungen
(Oculodynamischer Vigilanztest)

Bei der Messung werden bei Blickbewegungen die Winkelgeschwindigkeiten der Augenbewegung beobachtet. Dabei wird der Kopf des Patienten fixiert und verschiedene Lichtsignale werden in verschiedenen Winkeln dargeboten.

2.4 Differentialdiagnose

„Eine diagnostische Abklärung von Schlafstörungen zieht unter Umständen einen ausgesprochen differenzierten Abklärungsprozess nach sich" (vgl. Friecke-Oerkermann et al. 2007, S.16).

Bei dem Prozess der Diagnose trifft man möglicherweise auf mehrere, unterschiedliche Differentialdiagnosen (ebd.).

Nach Mayer (2006), steht „die Tagesschläfrigkeit [...] oft im Vordergrund und sollte als erstes abgeklärt werden" (vgl. Mayer, 2006, S.8).

Andere Schlafstörungen und Erkrankungen, sowie auch Medikamenten- oder Drogeneinnahme sollten ausgeschlossen werden, da hierdurch Müdigkeit und andere Nebenwirkungen hervorrufen können, die einer Tagesschläfrigkeit ähneln.

Auch Depressionen oder chronische Infekte können Ursachen für Tagesschläfrigkeit sein (ebd.)

Bei Kataplexien ist es wichtig, epileptische und nicht-epileptische Anfallsarten zu unterscheiden.

Dabei ist darauf zu achten, dass bei einer im Vordergrund stehenden Tagesschläfrigkeit ohne Kataplexien weitere Untersuchungen durchzuführen sind (vgl. Mayer, 2006).

Ein häufiges Symptom sind Muskelschwächen oder auch Lähmungen (ebd.).

Im Bereich der Differentialdiagnosen, können anstelle von Schlaflähmungen und Schlafparalysen solche Muskelschwächen auch bei Depressionen und anderen ähnlichen Krankheitsbildern auftreten (ebd.).

Halluzinationen treten in den meisten Fällen beim Einschlafen, in Folge eines Müdigkeitsgefühls, auf.

Nicht grundsätzlich handelt es sich dabei um Narkolepsie.

Wichtig ist es, diese Diagnose von beispielsweise Psychosen, physiologischen Erkrankungen, bestimmten Medikamenten- und Drogenmissbrauch, Epilepsie oder Migräne zu unterscheiden (ebd.)

2.5 Ursachen

Noch ist keine universelle Ursache der idiopathischen Narkolepsie bekannt.

In wenigen Fällen, wie bei einer organischen Vorschädigung des Gehirns, bei Läsionen der mesodienzephalen Region des Hirns oder bei Hirntraumata, vaskulären Störungen, Tumoren o.a. lässt sich die Narkolepsie auf eine dieser Ursachen zurückführen (Faust & Hole, 1991). In den meisten Fällen jedoch ist die Ursache bis heute ungeklärt.

Es existiert die Theorie, dass es eine genetische Ursache gibt. Diese These basiert auf der Tatsache, dass fast alle von der Narkolepsie betroffenen Patienten das Histokompatibilitäts-Antigen HLA-DR2 und HLA-DQw1 aufweisen (Meier-Ewert, 1989), während nur 25-30% der Normalbevölkerung diese Antigene tragen. Ein genaues Vererbungsmuster ist jedoch nicht bekannt.

Des Weiteren wird diskutiert, ob die Erkrankung über eine Immunschwäche vermittelt wird (Faust & Hole, 1991).

2.6 Therapie

Im folgenden Kapitel werden einige Therapieansätze erläutert, die beim Vorliegen der Diagnose Narkolepsie ergriffen werden können.

Zunächst ist es vor Beginn einer Therapie wichtig, eine gründliche Analyse des Schlafproblems durchzuführen.

Es wird erfragt, ob der Patient eine Einschlaf- oder Durchschlafstörung hat und wie es um seine Gesamtschlafdauer und die Schlafqualität bestellt ist.

Die Auswahl der richtigen Therapie wird vereinfacht, wenn eine konkrete Ursache ermittelt werden kann (Wieck, 1980).

2.6.1 nicht medikamentöse Therapie

Wichtig für den Betroffenen ist bei dieser Therapieform eine vertrauensvolle und konsequente Beratung und Betreuung durch den Nervenarzt. Es muss frühzeitig über die Art und die Folgen der Behandlungsmöglichkeiten aufgeklärt werden. Oft ist es zudem hilfreich, eine unmittelbare Bezugsperson des Patienten in die Beratung miteinzubeziehen.

Um die Auswirkungen der Krankheit zu mindern, kann der Arzt dem Patienten einige Richtlinien vorgeben, an die er sich halten sollte. Im Allgemeinen sind ein ausreichender Nachtschlaf, sowie ein regelmäßiger Mittagsschlaf zu halten, da regelmäßige Kurzschlafphasen dazu beitragen können, den Medikamentenbedarf zu senken. Auch ausgiebige körperliche Aktivitäten können förderlich sein (Faust & Hole, 1991).

In Bezug auf die Berufswahl sollte der Narkoleptiker auf Schicht- und Nachtarbeit verzichten, sowie auf Arbeiten, bei denen Schläfrigkeit und Stürze eine Gefahr darstellen können. Auf die Lenkung eines Kraftfahrzeuges sollte auch möglichst verzichtet werden (ebd.).

Übergewicht und reichliche Mahlzeiten, sowie einige Lebensmittel, wie z.B. Milchprodukte, Zigaretten und Alkohol können die Einschlafneigung verstärken; auch hierauf sollte geachtet werden (ebd.).

Es können außerdem „Tricks" erlernt werden, um kataplektische Attacken zu verhindern oder hinauszuzögern. Hierzu zählen beispielsweise das Luftanhalten, die Fäuste ballen, bewusstes Atmen oder an etwas Neutrales zu denken. Falls der Betroffene die auslösenden Affekte erkennt, kann er auch versuchen, die Emotionen zu unterdrücken.

Um einen guten Nachtschlaf und das Wohlbefinden des Patienten zu erhöhen, sollte gegen exogene Störfaktoren des Umfelds angegangen werden. Dies können eine verkehrsreiche Wohngegend, Kindergeschrei o.ä. sein. Hier können auch banale Lösungen, wie der Gebrauch von Oropax angebracht sein (Wieck, 1980).
Eine Rhythmisierung des Tagesablaufs kann vorgenommen werden. Es werden kurze Ruhepausen und der Mittagsschlaf zu gleichbleibenden Zeiten eingeplant, um die Tagesschläfrigkeit zu verringern (Meier-Ewert, 1989).

Trotz all dieser Maßnahmen ist eine medikamentöse Therapie meist unumgänglich und bildet die Grundlage für eine erfolgreiche Behandlung.

2.6.2 medikamentöse Therapie

Es muss vorweg erwähnt werden, dass es kein allgemeines Arzneimittel gegen Narkolepsie gibt. Daher werden die Non-REM-Symptome, also die Tagesschläfrigkeit, die REM-Symptome, der Tonusverlust, und der gestörte Nachtschlaf getrennt behandelt.

Außerdem kann ein Schlaftagebuch (s.o.) hilfreich sein, um die Wirkung der Medikamente zu überwachen (Faust & Hole, 1991).

Zur Behandlung der Tagesschläfrigkeit, welche Dauermüdigkeit, Schlafattacken und automatisches Verhalten umfasst, werden häufig Psychostimulanzien eingesetzt, die zentralnervös stimulierend wirken. Verordnet wird hierbei beispielsweise Ephedrin, AN 1, Risatarun, Captagon, Ritalin, Tradon, Senior 20, Reactivan oder Teronac.

Eine weitere Möglichkeit der Behandlung erfolgt durch Versuche mit Coffeinum-Compretten, dem Beta-Rezeptorenblocker Propanolol (durch z.B. Indobloc, Dociton oder Propanolol Stada), den Antiparkinsonmitteln PK, Merz, Madopar oder Nacom, oder mit Nooptrika wie Encephabol, Helfergin und Normabrain/ Nootrop.

Bei einer Toleranzentwicklung sollte eine Therapieunterbrechung von drei bis vier Wochen eingeleitet werden (Faust & Hole, 1991).

Der Tonusverlust bei Kataplexien, Schlaflähmungen oder hynagogen Halluzinationen erfolgt meist durch Antidepressiva, jedoch mit einer geringeren Dosis als bei einer antidepressiven Therapie. Gängige Medikamente hier sind z.B. Anafranil, Tofranil, Vivalon, Parnate oder Fluctin.

Die Wirkung bei Verabreichung dieser Medikamente setzt im Regelfall nach 24 Stunden ein (Faust & Hole, 1991).

Die Behandlung des gestörten Nachtschlafs stellt nach wie vor ein Problem dar, da es meist nur kurzwirksame Schlafmittel zur Verordnung gibt. Jedoch wird in

Fachkreisen 4-Hydroxybuttersäure als Hypnotikum-Narkosemittel verabreicht (ebd.).

Die Medikation sollte nie abrupt abgesetzt werden, da es dadurch zum „status cataplekticus" kommen kann, welcher eine Frequenzzunahme der Kataplexien auf bis zu 30-50 Attacke pro Tag erhöhen kann. Unbehandelt hält dies bis zu drei Wochen an. (Meier-Ewert, 1989)

2.7 Epidemiologie

Laut Meier-Ewert (1989) beginnen die ersten Symptome der Narkolepsie oft während oder nach der Pubertät. Häufig werden im Alter Kataplexien und andere Symptome der Narkolepsie seltener. Möglich ist auch, dass die Probleme komplett verschwinden.

Dabei handelt es sich in den meisten Fällen um die Symptome der Schläfrigkeit und/oder Einschlafattacken. Im Verlauf können sich vermehrt kataplektische Attacken, Halluzinationen oder auch Schlaflähmungen manifestieren (ebd.).

Zum Ende hin tritt das Schlussbild der Erkrankung mit nächtlichen Schlafstörungen und gestörten Schlafzyklen auf, wobei das Ausmaß und die Intensität der jeweiligen Stadien nicht sicher einzuschätzen sind und daher von Person zu Person variieren und schwanken können (ebd.).

Des Weiteren erläutert Meier-Ewert (1989), das „auf jeder Entwicklungsstufe [...] die Erkrankung stehenbleiben [kann]" (vgl. Meier-Ewert, 1989, S.60).

Fricke-Oerkermann et al. (2007) beschreiben, dass Personen, die im Vorschul-, Schul- und Jugendalter sind, bis zu 40% an Schlafstörungen leiden.

Bei dieser Zahl muss jedoch darauf hingewiesen werden, dass sie in großem Maß auf Angaben von Eltern beruhen und damit nicht von den Betroffen selbst kommen und häufig daher unzuverlässig sind.

Zusätzlich beeinflussend sind auch die verschiedenen zu-Bett-geh-Zeiten oder auch ein Zusammenschlafen mit den Eltern (ebd.).

Zur Verbreitung in Europa ist zu sagen, dass 50 von 100.000 Personen an Narkolepsie erkrankt sind.

Damit ist Narkolepsie mit der Erkrankung Multiple Sklerose zu vergleichen (vgl. Mayer, 2006).

In Deutschland werden viel weniger Patienten mit Narkolepsie diagnostiziert, als in Wirklichkeit betroffen sind (ebd.).

Im Jahr 2006 gab es 4.000 Patienten mit der Diagnose Narkolepsie, obwohl man mit einer Anzahl von bis zu 40.000 Erkrankten ausgeht (ebd.).

Zur Geschlechterverteilung der Krankheit gibt es unterschiedliche Angaben, wobei im Grunde genommen Männer und Frauen gleich betroffen sind, auch wenn es leichte Erhöhung bei den Männern gibt (vgl. Panhaus, 2016).

Die Krankheit Narkolepsie zählt zu den seltenen Erkrankungen.

Hierdurch lässt sich durch die geringe Aufmerksamkeit und Unbekanntheit erklären (ebd.).

Gerade aus diesen Gründen ist „die Zahl der Personen mit Narkolepsie-Diagnose [...] wesentlich niedriger als die Statistik vermuten lässt" (vgl. Panhaus, 2016).

Unterstreichen lassen sich diese Argumente auch dadurch, dass Symptome möglicherweise nicht oder falsch erkannt oder mit anderen Erkrankungen verwechselt und nicht korrekt behandelt werden (ebd.).

3   Schlussteil

3.1   Bezug Soziale Arbeit

„Wer an Narkolepsie leidet, ist behindert – sowohl im medizinischen als auch im juristischen Sinn" (vgl. Panhaus, 2016).

Menschen mit Narkolepsie sind durch die Schlafstörungen und den nichtexistierenden Schlaf-Wach-Rhythmus in ihren körperlichen Funktionen und geistigen Fähigkeiten auf längeren Zeitraum beeinträchtigt (ebd.).

Daher haben diese Personen ein Recht auf Rehabilitation, welches im SGB IX (Sozialgesetzbuch Buch IX), §2, Abs. 1 steht.

Da Personen mit Narkolepsie in der Aufmerksamkeit eingeschränkt sind und sich dadurch ihre Leistungsfähigkeit beeinträchtigen kann, haben die Personen ein Anrecht auf Soziale Hilfe.

Auch das Interesse an der Umgebung geht durch die Müdigkeit zurück, was das Leben in der Gesellschaft erschwert und möglicherweise Depressionen hervorrufen kann (ebd.).

In solchen Fällen können verschiedene Therapiemöglichkeiten in Frage kommen. Das SGB I, §10 besagt, dass behinderte Menschen ein Recht auf Hilfe haben. Dabei steht in den verschiedenen Leistungsgesetzen, welche Leistungen unter welchen Voraussetzungen beansprucht werden können (ebd.).

Unter solchen Leistungen finden sich beispielsweise Hilfen zur Teilnahme am Arbeitsleben, für die medizinische Rehabilitation und Leistungen zur Teilnahme am Leben in der Gemeinschaft.

Panhaus (2016) erwähnt, dass Narkolepsie-Patienten jedoch nicht allzu viel von solchen Leistungen erwarten können.

„Schwerbehinderte Menschen können zum Ausgleich ihrer Behinderung gewisse Rechte und Vorteile beanspruchen. Überwiegend beziehen sie sich auf das Arbeitsleben. Zu nennen sind hier folgende Rechte" (vgl. Panhaus, 2016):

Tab. 3.1.1: Rechte und Vorteile

- Beschäftigung nach den Fähigkeiten und Kenntnissen des behinderten Menschen (Nr. 1 des § 81 Abs. 4 SGB IX)

- Bevorzugte Berücksichtigung bei betrieblichen Weiterbildungsmaßnahmen (Nr. 2 § 81 Abs. 4 SGB IX)

- Behindertengerechte Gestaltung des Arbeitsplatzes, der Arbeitsorganisation und der Arbeitszeit (Nr. 4 § 81 Abs. 4 SGB IX)

- Die besondere Gestaltung der Arbeitszeit ist gerade für Narkolepsie-Patienten besonders wichtig, weil das ihrem zusätzlichen Schlafbedürfnis entgegenkommt. Allerdings muss eine solche individuell gestaltete Arbeitszeit mit den betrieblichen Belangen vereinbar sein.

- Anspruch auf Teilzeitbeschäftigung (§ 81 Abs. 5 SGB IX)

- Keine Verpflichtung zur Mehrarbeit (§ 124 SGB IX)

- Zusatzurlaub von fünf Arbeitstagen im Urlaubsjahr (§ 125 SGB IX)

Abb. 1 aus Panhaus, 2016

3.2 Fazit

Somit ist zu sagen, dass das Krankheitsbild der Narkolepsie noch weitaus unerforscht ist und viele neue Erkenntnisse gesammelt werden können.

Durch die Epidemiologie und der Ursachen, wird sichtbar das Narkolepsie immer häufiger auftritt und somit eine modernere Forschung nicht nur wünschenswert, sondern auch notwendig ist.

Des Weiteren ist es wichtig, die Symptome der Narkolepsie und anderen Krankheiten besser unterscheiden zu können, damit eine richtige Therapie in die Wege geleitet werden kann.

Literaturverzeichnis

Beyer, J.P. (2016). DocCheckFlexion, das Medizinlexikon zum Medmachen – Vigilanz [Website]. Abgerufen am 31.07.2016 von http://flexikon.doccheck.com/de/Vigilanz

Cordes, A. (2012). Aus der Ruhe kommt die Kraft [Website]. Abgerufen am 27.09.2016 von http://trisport.lima-city.de/wellness/richtig_schlafen.htm

Faust, V. & Hole, G. (1991). Der gestörte Schlaf und seine Behandlung. Ulm: Universitätsverlag Ulm

Fricke-Oerkermann L., Frölich, J., Lehmkuhl, G. & Wiater, A. (2007). Schlafstörungen. In Döpfner, M., Lehmkuhl, G. & Petermann, F. (Hrsg.), Leitfaden Kinder- und Jugendpsychotherapie. Göttingen: Hogrefe Verlag GmbH & Co. KG.

Honda, Y. & Juji, T. (Hrsg.) (1988). HLA in Narcolepsy. Berlin Heidelberg: Springer-Verlag.

Mayer, G. (2006). Narkolepsie – Grundlagen und Diagnostik. Thieme – Refresher Neurologie, 33 (4), 2-15.

Meier-Ewert, K. (1989). Tagesschläfrigkeit – Ursachen, Differentialdiagnose, Therapie. In Neundörfer, B., Schimrigk, K. & Soyka, D. (Hrsg.), Praktische Neurologie. Weinheim: VCH Verlagsgesellschaft.

Panhaus, G. (2016). Hellwach, Narkolepsie erkennen – Häufigkeit von Narkolepsie. [Website]. Abgerufen am 05.08.2016 von http://www.hellwach-narkolepsie-erkennen.de/was-ist-narkolepsie/haeufigkeit-narkolepsie-haeufigkeit-schlafkrankheit.

Paulus, W. (2016). Elektroenzephalographie (EEG) [Website]. Abgerufen am 30.07.2016 von http://www.neurologie.uni-goettingen.de/index.php/elektroenzephalographie-eeg.html.

Wieck, H.H. (1980). Schlafstörungen – Diagnostik und Therapie in der Praxis. Erlangen: perimed-Fachbuch-Verlagsgesellschaft.

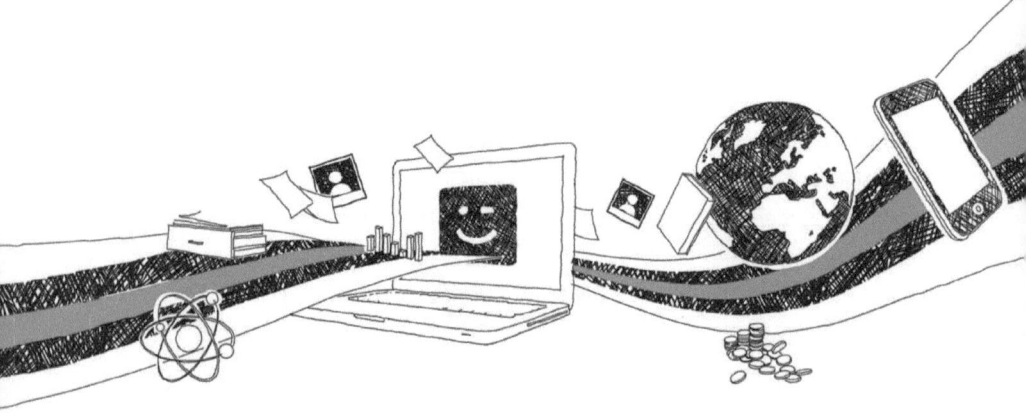
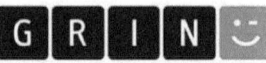